Reis.

# NOTICE

## HISTORIQUE ET PRATIQUE

SUR LE

# CHOLÉRA-MORBUS

et particulièrement sur l'épidémie de 1849



INDICATION

DES MOYENS DE S'EN PRÉSERVER,
DE LE RECONNAITRE AISÉMENT, ET DE S'EN RENDRE MAITRE
EN L'ABSENCE DU MÉDECIN.

**PAR PAUL REIS**

Docteur en médecine de la Faculté de Paris, etc.

---

*Miseris succurrere disco.*
VIRGILE.

PARIS
IMPRIMERIE LANGE LEVY ET Cᵉ, RUE DU CROISSANT, 16.
1849

# NOTICE

SUR LE

# CHOLÉRA-MORBUS.

---

Après s'être introduit en France par les frontières du nord et par les côtes de la Manche, le choléra-morbus a pénétré dès les premiers jours de mars dans Paris, où sa présence s'est révélée d'abord dans les hôpitaux. C'est là en effet que se trouvent réunies les aptitudes les plus complètes au développement de toute épidémie, et notamment de celle qui nous occupe : conditions topographiques et personnelles, agglomération d'un grand de personnes dans un même lieu, dépression du moral et des forces physiques par la maladie et par la misère, etc., tout concourt à faire des hôpitaux les premiers foyers d'où la maladie ne tarde guère à rayonner et s'étendre à tous les quartiers de la ville, à toutes les classes de la population.

C'est là ce que nous avons vu chez nous, et c'est ce qui se reproduira infailliblement dans les grandes cités qui seront atteintes par le fléau. Car il se comporte à peu près partout de la même manière. Aussi croyons-nous pouvoir utiliser au profit des populations menacées de l'invasion du choléra, non-seulement le triste avantage que nous avons eu de l'étudier et de le combattre dans toute sa force en 1832, mais encore notre expérience plus récente, étayée d'ailleurs des observations et des travaux publiés sur ce sujet par un grand nombre de médecins français et étrangers.

L'opuscule qui va suivre est donc un résumé simple mais complet des connaissances hygiéniques et médicales qu'il importe à chacun de posséder pour traverser sain et sauf l'épidémie actuelle, quelles que soient les localités envahies. C'est au public que nous l'adressons, non aux hommes de l'art, que nous croyons tous parfaitement instruits de ce qui concerne une maladie étudiée et prévue depuis si longtemps. Aussi, bien loin de faire étalage d'une science inopportune, nous appliquerons nos efforts à nous rendre intelligible à tous ; et nous n'aborderons que les questions pratiques; les seules intéressantes au moment du danger.

Pour mettre de l'ordre dans nos instructions et pour y faciliter les recherches, nous diviserons ce travail en quatre chapitres. Nous consacrerons le premier aux notions générales qui sont indispensables à l'intelligence de notre sujet : origine, marche, contagion, prédispositions, etc.; le second, aux règles hygiéniques qu'il convient d'observer pour se préserver du choléra-morbus; le troisième, à la description des symptômes de cette maladie ; et le quatrième, au traitement à mettre en œuvre en l'absence des secours de l'art. Enfin, nous terminerons par un résumé succinct, sorte de tableau synoptique, bon à consulter dans les cas urgens, et lorsqu'on n'aura pas le temps de lire l'opuscule en entier.

## CHAPITRE Ier.

### *Notions générales sur le choléra-morbus.*

Il est bien avéré que le choléra de 1849 est identiquement la même maladie que celui de 1832; même origine, la presqu'île de l'Inde, les bouches marécageuses du Gange et du Scinde. Même direction, du sud au nord-ouest. Même point de départ en Europe, la Russie, où s'établit son foyer principal. Même bizarrerie dans sa progression, passant par-dessus telles localités sans les atteindre et se portant sur tels autres lieux dont les conditions topographiques n'expliquent pas cette fâcheuse préférence; revenant quelquefois sur ses pas et se reproduisant là où l'on en célébrait l'extinction. Même mystère enveloppant la cause première, la nature intime et les agens de transmission du fléau. Mêmes symptômes et malheureusement aussi même résistance à tous les prétendus spécifiques qu'on essaie de lui opposer, chloroforme, éther, naphte, haschich, stachys, oxygène et autres.

Toutefois, hâtons-nous de le dire, notre position est aujourd'hui bien préférable à celle où nous étions à la première apparition du choléra, sous forme épidémique, en France et même en Europe; nous le redoutons moins d'abord, ce qui est un immense avantage. Car la terreur, le mot n'est pas trop fort, complique bien cruellement le mal réel produit par les épidémies. Or, de toutes les circonstances propres à effrayer les populations, la plus terrible, en effet, la plus redoutable, la contagion, n'a guère plus créance parmi nous. Il en était tout autrement en 1832, lorsque le choléra nous vint pour la première fois, précédé de cette fâcheuse idée qu'il était contagieux. Aussi ce fut un service incalculable que les médecins de Paris rendirent à leurs concitoyens et à l'humanité tout entière, lorsqu'ils proclamèrent unanimement l'erreur de ce préjugé. De là sans doute, en grande partie au moins, l'énorme différence entre la mortalité qui fut observée alors à Berlin et celle qui sévit ensuite à Paris. Mais aussi quelle différence dans l'attitude prise dans ces deux capitales par les médecins, et conséquemment par les autorités respectives. Là, tout malade est séparé des siens, séquestré comme un pestiféré, terrifié plutôt que visité par un homme de l'art, affublé pour sa propre sûreté d'un vêtement de toile cirée, et qui ne le touche qu'au travers d'un gant de même étoffe. Au contraire, ici, chacun reste chez soi, reçoit les soins affectueux de sa famille, ou trouve dans les hôpitaux ordinaires plus de zèle, plus d'empressement que jamais à le servir. Non seulement le médecin français ne s'entoure d'aucune précaution personnelle, mais il est aidé, suppléé même dans sa pénible tâche, par des infirmiers volontaires des deux sexes et sortis de tous les rangs de la société.

Cette initiative, à la fois si consolante et si honorable, prise autrefois par le corps médical de Paris, s'est trouvée alors comme aujourd'hui justifiée par l'immunité presque complète des médecins qui, malgré leur fatigue extrême, n'ont fourni et ne fournissent encore qu'un très petit nombre de victimes. Si l'on voit constamment et partout le choléra frapper presque toujours plusieurs personnes dans la même famille ou la même maison, cela tient sans doute à la communauté des circonstances hygiéniques où chacune de ces personnes est placée, et qui les prédispose en même temps à ressentir l'influence épidémique. Cela est si vrai, que nous avons vu, cette année surtout, deux, trois et quatre individus frappés simultanément et non successivement, ainsi que cela devrait avoir lieu, si la maladie se transmettait des uns aux autres. On doit, en outre, considérer certaines localités, comme autant de foyers d'infection isolés et distincts dont l'habitation prolongée est éminemment dangereuse. Nous disons à dessein *prolongée*, parce que tout démontre que l'incubation du choléra dure plusieurs jours, et qu'elle se manifeste par des prodrômes bien étudiés maintenant, avant d'éclater avec cette impétuosité qui donne le change aux observateurs superficiels.

Aussi, parmi les causes qui rendront l'épidémie actuelle définitivement moins meurtrière que la précédente, nous devons noter au premier rang les nombreuses améliorations opérées dans Paris depuis dix-sept ans ; de larges rues percées au milieu des quartiers les plus populeux, les places et les quais plantés d'arbres qui revivifient incessamment l'atmosphère ; une série considérable d'égouts très profonds et nettoyés avec soin ; un pavé bien entretenu remplaçant les boueux cloaques des boulevards extérieurs et des rues excentriques; la suppression de l'île Louviers; la multiplication des bornes-fontaines; la distribution des eaux de la ville dans un grand nombre de maisons particulières; la translation à Bondy de la voirie de Montfaucon, etc. D'autre part, les progrès du bien-être et de la propreté pénétrant jusque dans la portion la moins aisée de la population parisienne; puis enfin une meilleure entente des précautions à prendre et des soins à réclamer en cas d'indispositions suspectes.

En somme, réalisation au moins partielle des vœux exprimés par la commission centrale du choléra dans son instructif et laborieux rapport publié en 1834, et dont les sages prescriptions, impuissantes à prévenir le retour du fléau dans la capitale, auront cependant contribué à en rendre aujourd'hui les résultats moins désastrueux.

Un des points sur lesquels cette commission composée des hommes les plus capables et les plus compétens crut devoir insister davantage, est le danger résultant de l'agglomération d'un grand nombre d'individus même valides dans des localités rétrécies et privées d'air.

Nulle circonstance ne prédispose autant aux ravages de l'épidémie que l'encombrement. Croira-t-on qu'il est certains quartiers, certaines maisons où les habitans, entassés pêle-mêle, et possédan à peine trois mètres d'espace chacun, ne reçoivent pas même suffisante quantité l'air corrompu qu'ils respirent! Ajoutons que ces indignes logemens sont précisément et naturellement ceux consacrés à la population la plus misérable et la moins régulière dans ses habitudes! Sans doute, et bien malheureusement, la densité de population que nous déplorons comme étant la plus puissante des prédispositions à l'épidémie, n'est pas de nature à se modifier tout à coup. Il faut beaucoup de temps et de grandes dépenses pour assainir les quartiers populeux, et pour en attirer les habitans du centre à la circonférence. A coup sûr, l'édilité parisienne y emploie depuis longtemps ses efforts : elle a déjà produit en ce sens d'importantes améliorations qui se poursuivront d'année en année eu proportion des ressources dont la ville de Paris peut disposer. Mais il n'en est pas moins opportun de stimuler à cet égard le zèle de l'autorité; et les circonstances actuelles n'autoriseut que trop le médecin à proclamer ici l'urgence.

Veut-on avoir une idée des circonstances qui favorisent les ravages du choléra, si même elles ne sont point de force à les engendrer? Qu'on lise l'extrait suivant d'un rapport du docteur John Liddle, chargé par l'Union de visiter le quartier de White-Chapel, à Londres, quartier presque exclusivement habité par de pauvres ouvriers irlandais, croupissant dans l'abandon, la misère et la malpropreté les plus lamentables. Dans une de ces misérables demeures, dit-il, à côté d'une bière où venaient d'être enfermés une grand'mère et son petit-fils, un mari, sa femme et deux enfans se débattaient sur la même couche, en proie aux atteintes du choléra. Dans une autre, donnant dans la même cour, une femme à l'agonie, et dans la cour même, sans issue pour l'écoulement des eaux les plus infectes, une troupe d'enfans dansant sur un monceau de dégoûtantes immondices ; dans des caves humides, des morts et des mourans pêle-mêle, dont plusieurs étaient allés frapper sans succès à l'hôpital voisin. Vainement voulait-on arracher des bras d'une femme le corps de son mari expirant. — Donnez-moi un pain aujourd'hui, et à lui une bière demain, dit-elle. Des latrines communes et des loges à porcs infectant les passages ; des salles basses creusées au-dessous du niveau des rues, partout des miasmes putrides et une misère dont on ne peut se faire une idée que par ces mots du narrateur : — Ils manquent même d'eau, et ne possèdent que ce qu'ils peuvent mendier, emprunter ou voler dans les ruelles voisines.

Le docteur Liddle conclut à la nécessité de démolir les demeures qu'il a visitées, seul moyen en effet de remédier, non à la misère des habitans, mais à la concentration dans un même foyer d'infection de tant de causes d'insalubrité et de destruction.

Quant on lit de pareils récits dans les feuilles de Londres où ils se succèdent fréquemment, on doit bien regretter l'incurie qui laisse subsister de semblables cloaques dans la plus riche ville du monde. Et nous, Parisiens, à qui l'on vante si haut la propreté de certains quartiers de la capitale de l'Angleterre, nous pouvons à bon droit nous féliciter de n'avoir rien sous nos yeux qui approche de ce hideux tableau.

## CHAPITRE II.

### *Règles hygiéniques à observer en temps d'épidémie cholérique.*

Nous allons exposer successivement les préceptes d'hygiène privée : 1° en ce qui concerne l'emploi des aliments et des boissons ; 2° en ce qui concerne la respiration ; 3° en ce qui s'applique à la surface du corps, à la peau ; 4° en ce qui s'applique aux sens, à l'intelligence, aux sentimens, aux mouvemens ; 5° en ce qui concerne les fonctions de la génération.

Les premiers désordres apparens produits par la maladie qui nous occupe ayant presque toujours pour siége les organes de la digestion, il importe avant tout d'éviter les moindres dérangemens de l'estomac ou des entrailles. On s'appliquera donc soigneusement à prévenir non seulement les indigestions, mais encore les digestions pénibles et imparfaites. C'est pourquoi les alimens essentiellement indigestes seront repoussés tout-à-fait, même par les personnes habituées à en faire usage impunément.

Tels sont : la cochennaille, et particulièrement le porc frais ; les crudités : radis, salade, céleri, melon, concombre, ognons, ciboule, échalottes, etc.; les choux, les légumes secs, pois, haricots, lentilles, à moins qu'ils ne soient réduits en purée ; les fritures très menues ou desséchées ; les truffes, les champignons, le foie gras, l'oie et le canard à la broche, les rognons, les œufs durs, le maquereau, la raie. les œufs du brochet et du barbeau, l'anguille, le saumon, le thon, les moules, le homard, les pâtisseries trop compactes et celles où l'amande prédomine ; les figues sèches, les pruneaux crus. Nous ne voulons point dire que ces substances soient de véritables poisons, mais nous invitons les gens sages à s'en abstenir pendant l'épidémie, ce qui n'est pas difficile assurément, ou tout au moins à n'en user qu'avec réserve et modération.

Les personnes disposées au relâchement, et nous en connaissons beaucoup qui négligent trop cette circonstance, rejetteront de leur régime les fruits crus, les végétaux herbacés, épinards, oseille, chicorée ; elles se nourriront de préférence de poisson, de volaille, de viandes rôties ou grillées. Chacun au reste étudiera ses prédispositions particulières, et se conformera aux indications fournies par sa propre expérience. On respectera jusqu'à certains points les habitudes prises, c'est-à-dire que même en cas de mauvaises habitudes on ne les modifiera qu'avec ménagement et non tout-à-coup.

Pour que les digestions s'opèrent bien, elles ne doivent point s'entrecroiser, ni même se succéder immédiatement. Un certain repos est nécessaire aux organes. Cette loi de tous les temps, de tous les âges, est maintenant plus rigoureuse que jamais. Un intervalle de quatre heures pour les adultes, de trois heures pour les enfans, entre les repas de peu d'importance; un espace de temps beaucoup plus long pour les grands repas, et pour les estomacs paresseux, telle est la règle que nous recommandons instamment. Point d'impromptu, point de visite aux pâtissiers, point de ces bagatelles que tant de gens acceptent imprudemment en dehors des repas réguliers, et qui nuisent également à la digestion qui précède et à celle qui doit suivre. Point de thé le soir, point de glaces, ni de boissons inutiles, avant que le travail digestif ne soit accompli. Quoique l'abstinence prolongée ait elle-même ses inconvéniens qu'il faut éviter autant qu'on le peut, mieux vaut pourtant retarder un peu que hâter trop ou multiplier inconsidérément les occasions de satisfaire les besoins de l'estomac. Souvent, d'ailleurs, on calme l'appétit pour un certain temps en mangeant un morceau de sucre ou quelques pastilles de chocolat.

Un préjugé qui se manifeste particulièrement durant les épidémies consiste à croire qu'il y a danger à sortir à jeun. D'après notre expérience personnelle, nous affirmons qu'il n'en est rien, et nous engageons chacun à rester en cela dans ses habitudes.

Parmi les substances qui entrent accessoirement dans la préparation des alimens, quelques-unes ont pour effet de rendre plus facile l'assimilation de ceux-ci ; d'autres produisent un résultat contraire. Il est donc fort important de les distinguer entre elles. Le beurre, qui cependant n'augmente pas la bile, comme on paraît le croire, acquiert de mauvaises qualités lorsqu'il est rance, ou roussi, ou trop abondant. Même observation sur les huiles, les graisses en général. Le sel, indispensable assaisonnement, n'est jamais nuisible à personne. Les aromates, tels que le poivre, la muscade, le girofle, etc., n'ont point la même utilité, mais on peut en user sans danger, pourvu qu'on n'en abuse pas.

Sur l'emploi des boissons, nous aurons peu de choses à dire. Qui ne sait que les excès ici sont on ne peut plus redoutables? L'ivresse constitue une prédisposition au choléra d'une rapidité quelquefois foudroyante. Combien d'imprudens, en 1832, payèrent de leur vie un seul oubli des lois de la sobriété! Chaque jour, dans ces tristes temps, des hommes en apparence bien portans tombaient asphyxiés chez les marchands de vins. De là cette erreur funeste qui fit croire un instant au peuple des quartiers les plus maltraités qu'on empoisonnait ses boissons.

De l'eau rougie aux repas, quelque peu de vin pur, la bière ou le cidre même, pour ceux qui en font leur boisson habituelle ; l'eau simple pour les buveurs d'eau, c'est-à-dire la continuation des habitudes en harmonie avec le goût et les besoins de chacun, rien de plus, rien de moins.

Nous appliquons ces conseils à l'usage des spiritueux : toujours nuisibles hors des repas, même pris en petite proportion, ils sont tolérables et parfois utiles lorsqu'ils viennent se mêler à la masse alimentaire à dose très modérée.

Le café à l'eau ne nuit pas à la digestion ; il en est autrement du café au lait, qui produit la diarrhée chez un grand nombre de personnes. Avis à qui se trouve dans ce cas. Le lait tout seul est, sauf exception, un bon aliment, et qui même en temps d'épidémie, est innocent de la plupart des torts qu'on lui attribue. Il est trop souvent affaibli par l'eau qu'on y mêle ; mais jamais, que nous sachions, il n'a transmis à l'homme les maladies dont les vaches sont affectées.

Les boissons les plus salubres ne sont pas toujours innocentes : prises hors de propos, en trop grande quantité ou très froides, elles déterminent parfois des accidens sérieux. Une limonade, un verre de bière, une masse d'eau trop considérable, ingérés avant l'achèvement du premier temps de la digestion, sont susceptibles de troubler cette fonction, surtout s'il existe déjà quelque prédisposition individuelle ou épidémique.

Qui ne connaît les signes par lesquels se manifeste une digestion laborieuse ? Frissons, bâillemens, renvois, nausées, oppression, somnolence et malaise général. Or, c'est précisément en voulant remédier à ces maux qu'on les aggrave trop souvent par l'usage intempestif de boissons de toute nature. Quelques cuillerées d'eau sucrée, aromatisée avec un peu d'eau de fleur d'orangers ou de kirsch ; un thé très léger et peu copieux, tels sont en pareil cas les meilleurs digestifs.

Dans l'ignorance où nous sommes sur la nature première du choléra-morbus épidémique, il est naturel d'en placer le germe et l'agent de transmission dans l'air atmosphérique, dans ce vaste milieu qui nous environne et nous presse de tous côtés ; qui pénètre incessamment au plus profond de nos viscères, non-seulement pendant l'acte de la respiration, mais encore par son mélange avec nos boissons et nos alimens ; dont l'agitation, les directions diverses et l'impression sur la peau de l'homme, produisent d'immenses modifications sur la santé, soit en supprimant les sueurs, soit en augmentant l'exhalation à la surface des membranes séreuses et des muqueuses. Peut-être l'air agit-il sur nous par les émanations sidérales et par les impondérables qui le pénètrent. On croit, en effet, avoir observé en Russie certains rapports, certain antagonisme entre le magnétisme terrestre et le choléra.

Quoi qu'il en soit de ces hypothèses que nous n'avons mission ni de vérifier, ni de contester, ce qui n'est point douteux, c'est le danger de l'encombrement, des grandes agglomérations d'hommes, des réunions nombreuses dans les lieux où l'air est insuffisamment renouvelé. Les statistiques dressées en 1832 se trouvent, hélas! confirmées en ceci, comme en d'autres points, par les observations plus récentes, et notamment par ce qui s'est passé au début de l'épidémie actuelle dans les hôpitaux et hospices de Paris : ainsi peut-être, que par la proportion des victimes fournies par les représentans, dont quelques-uns ont été frappés en séance.

A l'approche du fléau, que ceux qui le redoutent et qui peuvent choisir leur domicile, s'empressent donc de quitter les grandes villes, les quartiers étroits et fangeux, les maisons ou les appartemens privés d'air et de la lumière du jour; mais qu'ils se hâtent d'émigrer, car on a fréquemment remarqué qu'il n'est pas prudent d'abandonner la ville où l'on est acclimaté lorsque l'épidémie y a déjà conquis un certain degré d'intensité. L'isolement à la campagne, loin des bords de la mer et des grands cours d'eau, plus loin encore des lieux humides et marécageux, offre, on le voit, de bonnes chances d'immunité. Mais qu'on y soit atteint de la maladie : y trouvera-t-on les soins immédiats, éclairés, dont on aura besoin? Cette considération ne doit pas être dédaignée, car nul ne peut présumer où s'arrêtera le fléau.

Soit à Paris, soit à la campagne, veillez à ce que votre habitation soit fréquemment aérée. Disséminez-en les habitans, la nuit surtout, autant que faire se pourra; ne tolérez chez vous aucun animal domestique; faites enlever chaque jour le linge sale, les débris des cuisines, le fumier; ventilez et lavez soigneusement avec de l'eau chlorurée ou mêlée à un centième d'eau de javelle, les écuries, les latrines, les cuvettes destinées à l'écoulement des eaux ménagères; ne négligez enfin aucun moyen d'assainir et de renouveler l'air dans toutes les parties de votre domicile. Il est bien entendu, toutefois, qu'on tiendra compte des rigueurs de la saison, car le refroidissement subit, les variations brusques de la température, offrent de grands dangers, surtout lorsque l'économie est affaiblie par la maladie ou par toute autre cause, ou bien encore quand la peau est couverte de sueur.

Il est des professions qui s'exercent au milieu d'élémens putrides, c'est-à-dire provenant de matières organiques en décomposition ou d'émanations de substances métalliques nuisibles à la santé, le mercure, le plomb par exemple. Or, comme toutes ces émanations portent d'abord leur influence délétère sur les voies digestives en déterminant des nausées, des vomissemens, de la diarrhée; comme d'autre part elles produisent un affaiblissement général, des sueurs froides, la syncope, et que ces diverses circonstances prédisposent puissamment aux maladies régnantes, la prudence indique assez qu'il convient, sous l'influence des épidémies, de séjourner le moins possible dans une atmosphère viciée. On pourrait objecter, contrairement à ce précepte, que les ouvriers employés aux vidanges, ainsi que ceux de la Villette et de Montfaucon, ne présentèrent pas en 1832 une mortalité plus grande que celle des autres citoyens. Nous répondrons qu'en effet, travaillant en plein air, vigoureux de constitution, et par-dessus tout doués d'une complète insouciance, ces hommes ont bien pu résister en partie à une influence délétère qui se trouvait ainsi neutralisée par d'autres circonstances éminemment favorables. Mais nous n'en croyons pas moins sage, aux personnes que ces avis concernent, de rester le moins possible plongées dans l'air méphitique et concentré des amphithéâtres, des égouts, des boyauderies, etc. Nous leur conseillons en outre d'opérer dans leurs ateliers une ventilation permanente, et de ne jamais coucher au milieu de ces dangereuses émanations.

Quelle que soit la source de l'infection de l'atmosphère qui nous environne et qui remplit nos demeures, il n'est pas toujours possible de la tarir : en ce cas, outre les moyens propres à renouveler l'air, on emploie avec succès les fumigations et les lotions chlorurées.

On se procure chez tous les pharmaciens ces précieux agens de purification ; mais afin de les mettre encore davantage à la portée de chacun, nous croyons devoir indiquer ici la manière d'obtenir aisément et partout le chlore désinfectant. S'agit-il d'un lieu que l'on puisse évacuer momentanément? On le ferme exactement, puis on y place dans un vase de verre, de porcelaine ou de faïence, dix parties en poids d'hydrochlorate de soude ou sel de cuisine; deux parties de péroxyde de manganèse et quatre parties d'eau. On mêle le tout, puis on y ajoute six parties d'acide sulfurique. Aussitôt le chlore se dégage, et on a soin de s'éloigner pour en éviter l'introduction dans la poitrine. Après l'opération faite, et lorsqu'on juge la désinfection suffisante, on aère la pièce et on l'occupe de nouveau. Si la purification doit se faire dans un lieu qu'on ne puisse abandonner, on l'opérera petit à petit en ne dégageant que peu de chlore à la fois, et transportant çà et là l'appareil qui le fournit.

Si les soins d'une propreté recherchée sont utiles autour de nous, combien ils sont plus nécessaires en ce qui nous touche immédiatement. La peau secrète constamment des matières dont le contact prolongé nuit à la perspiration plus ou moins sensible dont cette enveloppe est le siége. Il importe donc de tenir celle-ci toujours apte à remplir ses fonctions, ce qu'on obtient par des lavages répétés suivant le besoin et par l'usage des bains tièdes. Quant aux bains froids pris à la mer ou dans les rivières, il ne faut en user qu'avec de grandes précautions. La perturbation qu'ils occasionnent, surtout lorsqu'on s'y plonge ayant chaud ou lorsqu'on éprouve le moindre dérangement d'estomac, est parfois funeste. Nous en avons eu plus d'un exemple en 1832.

Sans conseiller précisément les bains de vapeurs, les bains russes, les frictions, le massage, toutes ces pratiques accessoires qui ont pour effet d'augmenter l'exhalation et la tonicité de la peau, nous pensons cependant qu'elles peuvent convenir aux personnes qui ont l'habitude d'en faire usage.

Les vêtemens sont destinés à nous préserver de l'action immédiate des corps extérieurs, et à éloigner ainsi de nous les influences fâcheuses que peuvent produire le froid, la chaleur, le soleil et autres modificateurs atmosphériques susceptibles de nous atteindre. On conçoit dès lors l'importance d'un bon choix, lorsque surtout on se trouve en présence d'une épidémie dont la cause semble résider dans l'atmosphère. Et comme les tissus de laine sont ceux qui isolent le corps le plus exactement, qui le préservent le plus efficacement de la déperdition de sa chaleur propre et d'une augmentation subite du calorique extérieur, le mieux serait de se vêtir de flanelle de la tête aux pieds. C'est ce que font d'ailleurs les personnes sujettes aux rhumatismes et aux maladies de poitrine, ce que nous faisons pour beaucoup d'enfans d'une constitution délicate. Cependant, bien des gens ne pouvant s'habituer au contact de la laine sur la peau, cet usage est loin d'être général. Les étoffes de coton la suppléent alors avec avantage. Aussi presque tout le monde porte aujourd'hui des chemises de cette sorte, en hiver au moins. On ajoute à cela l'emploi d'une ceinture de flanelle destinée particulièrement à garantir le ventre de toute cause de refroidissemens.

Nous n'avons pas à nous occuper ici des autres pièces d'habillement. Nous nous bornerons à désirer qu'elles soient toujours et pour tous, suffisantes, et qu'elles n'impriment aucune gêne aux organes qu'elles doivent au contraire contenir et protéger. Comme c'est la nuit, pendant le sommeil, que l'économie est le plus apte à ressentir les influences délétères et les effets du refroidissement, il importe principalement de se couvrir convenablement dans le lit.

Les variations fréquentes et subites de la température auxquelles nous sommes soumis dans toutes les saisons, exigent que chacun soit muni d'un vêtement qui s'enlève et se replace aisément, selon le besoin. Tels sont les manteaux, redingotes, paletots; et chez les dames, une multitude de par-dessus dont nous ignorons la nomenclature, mais que nous voudrions leur voir quitter lorsqu'elles entrent dans les appartemens chauffés, pour les reprendre au moment de sortir. Car en agissant autrement, elles n'atteignent pas le but proposé, qui consiste à compenser à peu près les différences de la température. Quelques auteurs d'hygiène blâment l'usage du mackentoch en ce qu'il concentre trop exactement autour du corps une atmosphère chaude et humide, une transpiration qui n'est pas sans danger. Nous croyons qu'il y a là quelque exagération. En tous cas, une fois prévenus des inconvéniens reprochés à ce vêtement imperméable, les hommes qui l'emploient pourront facilement les éviter en donnant à propos accès à l'air, et en ne s'enveloppant pas hermétiquement.

Conformément à nos recommandations sur les soins de la propreté, toutes les pièces de vêtemens seront nettoyées ou changées aussi souvent qu'il le faudra. Ce sont surtout les étoffes de laine, plus susceptibles que les autres de s'imprégner de nos propres émanations et moins faciles à laver, qu'il serait dangereux de négliger en ce temps-ci. L'aération, les fumigations de chlore, seront appliquées avantageusement, non-seulement aux habits, mais aux couvertures et aux matelas des pauvres gens qui, n'ayant pas de doubles, ne peuvent se séparer de leurs effets pendant le temps qui serait nécessaire au nettoyage de ces objets.

Au sujet des cosmétiques aujourd'hui d'ailleurs peu usités, non sans raison, nous dirons seulement que le meilleur de tous est l'eau, froide ou chaude, selon les temps, pure ou légèrement aromatisée avec l'eau de Cologne ou tout autre alcoolat semblable.

On se gardera bien des essences et des sachets vulgairement employés comme préservatifs des maladies épidémiques, et dont l'odeur et les émanations n'ont d'autre effet que d'occasionner des maux de tête, des affections nerveuses, des nausées, et même des syncopes fort pénibles. Or, ces malaises, s'ils ne provoquent pas directement le choléra-morbus, y prédisposent plus ou moins. Et n'eussent-ils d'autres inconvéniens que d'inspirer de graves inquiétudes, c'en est assez pour que toute personne sage se les épargne totalement. Le camphre dont la mode s'est insinuée parmi nous en 1832, et que depuis, un homme politique assez tristement célèbre a préconisé comme une panacée universelle, le camphre lui-même est bien plus nuisible qu'utile. Il ne profite qu'à celui qui le vend.

Les sens autres que celui de l'odorat ne fournissant pour nous aucune indication particulière, nous abordons maintenant les précautions hygiéniques qui se rattachent à l'exercice des fonctions intellectuelles. Nous avons énuméré déjà les circonstances qui doivent, selon nous, éloigner des esprits, ou mitiger beaucoup les inquiétudes suscitées par la seule approche du choléra. Point de contagion à craindre, bénignité relative de la crise actuelle, expérience acquise aux médecins sur les ressources de la thérapeutique, tels sont les motifs très réels, en effet, non de sécurité absolue, mais d'espérance et de consolation sur lesquels nous aimons à insister. Car la crainte portée à l'excès, en déprimant l'action nerveuse, en dérangeant les digestions, en affaiblissant la constitution tout entière, prédispose, nous l'avons déjà dit, au mal tant redouté. Les passions tristes, et quel qu'en soit l'objet, conduisent fatalement au même résultat. Si l'on se sent incapable de les vaincre, il faut du moins les fuir, et pour cela, s'occuper, se distraire par tous les moyens possibles.

La surexcitation produite par l'ambition, la colère, etc.; la contention d'esprit trop longtemps soutenue, ainsi que la fatigue extrême, au moral comme au physique, sont autant de prédispositions fâcheuses que la prudence ne permet pas de braver.

Un exercice modéré, la promenade avant le coucher du soleil, le jardinage, sont d'excellens préservatifs à joindre à ceux que nous avons mentionnés précédemment.

Enfin, et pour compléter les préceptes que nous empruntons à l'hygiène, nous engageons nos concitoyens à la continence, ou pour mieux dire, à la modération sur ce point comme sur tout autre. Usez, mais n'abusez pas. Abstenez-vous, même totalement, après un repas copieux, de peur d'entraver la digestion.

## CHAPITRE III.

### *Symptômes et début du choléra-morbus.*

Les praticiens de tous les pays ont remarqué que le choléra-morbus atteint bien rarement les personnes en possession d'une santé complète; et c'est à cause de celà que nous avons tant insisté sur l'importance des soins hygiéniques, en présence de cette terrible maladie. On rencontre cependant des malades qui vous affirment avoir été frappés en pleine santé : c'est qu'ils comptent pour rien de légers malaises, sans gravité dans les circonstances ordinaires, mais qui constituent, là où règne le choléra, la plus redoutable prédisposition. La diarrhée, l'indigestion, les irritations chroniques des organes digestifs, les vers intestinaux précèdent presque constamment l'invasion de la maladie principale. S'il se présente quelques exceptions apparentes à cette loi, cela tient sans doute à ce que beaucoup de personnes ne savent pas s'observer elles-mêmes, et que s'étant familiarisées avec certains dérangemens habituels qui ne les incommodent plus, elles croient en effet, et à tort, leur santé parfaitement irréprochable.

Mieux averti, que chacun se surveille donc avec l'attention la plus minutieuse. Que le moindre symptôme de perturbation éveille aussitôt une sollicitude rigoureuse, et soit combattu sans retard, avec toute l'activité nécessaire. A cette condition, si l'on ne peut se flatter d'une immunité certaine, absolue, au moins est-on assuré de réunir autour de soi les chances les plus favorables. Avouons d'ailleurs que toute apparition de dévoiement, tout écart de régime n'est pas pour cela seul inévitablement suivi du choléra. Nombre de gens, au contraire, ne ressentent de l'épidémie qu'une influence amoindrie qui se caractérise par des nausées, des maux d'estomac, des borborygmes, une diarrhée bilieuse, du mal de tête, un affaiblissement général et subit, ensemble de malaises qu'on désigne très justement sous le nom de cholérine. Mais comment distinguer de prime abord ces légers accidens de ceux de même nature destinés à devenir sérieux? Nous ne possédons aucun moyen d'y parvenir. Par conséquent la prudence exige dans tous les cas mêmes précautions et mêmes soins.

En effet, si ces premiers symptômes, d'autant plus insidieux qu'ils sont souvent fort légers et peu douloureux, ne sont point enrayés par un traitement convenable, ils ne tardent pas à prendre un caractère menaçant : au rejet des matières fécales et bilieuses contenues dans l'intestin succède l'évacuation caractéristique du choléra, qui consiste en une sécrétion laiteuse, semblable à de l'eau de gruau, de riz ou d'amidon, mêlée de quelques flocons blanchâtres et d'un peu de bile. Alors surviennent des coliques plus ou moins prononcées, des crampes dans les membres inférieurs, des douleurs violentes dans le dos et les reins, la suppression des urines, et les nausées bientôt suivies du vomissement de substances analogues à celles rendues par les garderobes.

Quelques malades éprouvent plusieurs jours avant la diarrhée, des borborygmes, des gargouillemens, des coliques dont le siége varie, une diminution à peine sensible de l'appétit, des douleurs à la tête et au dos, une fatigue musculaire fort incommode, une terreur insolite, des pressentimens fâcheux, un malaise universel dont ils ne peuvent se rendre compte, et qu'ils n'avaient jamais ressenti ; puis, après un laps de temps plus ou moins long, les vomissemens, la diarrhée et le choléra confirmé.

D'autres fois, la scène commence par l'estomac : on éprouve des nausées pareilles à celles d'une irritation gastrique ordinaire, puis des vomissemens douloureux, une oppression épigastrique quelquefois extrême, des crampes qui se font sentir aux membres supérieurs et jusque dans les muscles de la mâchoire. La gorge est sèche, le visage empourpré, les yeux secs, injectés, contractés sur eux-mêmes, la physionomie sinistre, les forces et le moral prodigieusement abattus.

Dans d'autres cas, les plus rares, la victime est prise tout à coup de tournoiemens de tête si violens, qu'elle tombe sans connaissance et comme foudroyée. A ce début succède une stupeur, une prostration extrêmes, puis les nausées, les vomissemens et les autres symptômes caractéristiques.

Enfin, n'existât-il ni nausées, ni dévoiement, ni coliques, l'imminence du choléra-morbus est certaine, lorsque sur un individu l'on observe les yeux secs et rapetissés, la langue blanche, large et froide, l'engourdissement des bras et des jambes, ainsi qu'une mollesse particulière du ventre qui résulte du défaut de contractilité de la paroi musculaire de l'abdomen. Ce dernier signe indiqué par Broussais, ne fit jamais défaut et persista pendant toute la durée de la maladie en 1832. Je le retrouve en 1849 !

Lorsque le choléra vient compliquer une maladie aiguë, ou frapper un convalescent, c'est, comme d'ordinaire, la diarrhée qui paraît d'abord ; puis la fièvre tombe, le pouls devient misérable, et les accidens se succèdent avec une rapidité proportionnée à l'affaiblissement préalable du sujet.

La physionomie du cholérique est si particulièrement hideuse, si effrayante, qu'on ne peut le méconnaître après l'avoir vu, qu'on le devine même aisément la première fois qu'on le rencontre. Néanmoins, et pour compléter le tableau du choléra, considéré sous tous ses aspects, nous grouperons ici les traits essentiellement caractéristiques de la forme épidémique, dite asiatique indienne, algide ou bleue. La maladie continuant ses progrès, les yeux se creusent davantage, le globe oculaire s'atrophie au point de paraître tiré au fond de l'orbite, et de laisser un espace considérable entre les paupières et lui. La face s'amaigrit rapidement, se grippe, se couvre d'une teinte livide, cyanique qui s'étend ensuite à toute la surface du corps. La peau se glace, la langue est froide et bleue ; l'air expiré sort froid de la poitrine ; les paroles, suivant l'expression pittoresque et vraie des observateurs, sont plutôt soufflées que prononcées, tant l'expression en est faible et difficile. Le pouls devient tout à fait nul ; à peine si l'oreille appliquée sur la région du cœur y perçoit encore un léger frémissement semblable à celui de l'agonie.

Et cependant, qui le croirait, cette position extrême peut durer pendant plusieurs jours, et se terminer par la guérison ! Mais pour cela combien ne faut-il pas se hâter d'appliquer un traitement énergique, éclairé ! Car, abandonnée à elle-même, cette affreuse maladie est constamment et promptement mortelle. Deux ou trois heures ont suffi souvent à l'évolution complète des phénomènes que nous venons de signaler. D'une autre part, on les voit quelquefois s'amender petit à petit chez des malades qui n'en succombent pas moins plus tard, à la suite de congestions ou d'inflammations secondaires du cerveau, des poumons, etc.

## CHAPITRE IV.

### *Traitement préservatif et domestique du choléra-morbus.*

D'après ce que nous avons dit du choléra-morbus, on conçoit que le traitement doit commencer avant que la maladie ne soit confirmée, c'est-à-dire dès l'apparition des premiers symptômes. A ce degré, le succès est à peu près certain. La négligence, au contraire, a-t-elle une fois permis à la cholérine de se transformer en véritable choléra? le moment opportun s'échappe, et le salut du malade est gravement compromis. C'est pourquoi, malgré le nombre et le zèle des médecins de Paris, qui savent si bien se multiplier suivant le besoin, nous croyons extrêmement utile d'indiquer aux gens du monde les premiers soins que réclame la maladie dans les différentes formes qu'elle revêt à son début; nous le ferons avec le ferme espoir d'arrêter par nos conseils le mal à sa période commençante, dans le plus grand nombre de cas; et tout au moins, si le choléra persiste, de préparer les voies aux soins plus efficaces et plus complets de l'homme de l'art.

Lorsque l'épidémie annonce son invasion par une diarrhée bénigne et sans douleur, en un mot par la cholérine, et ce début est à la fois le plus fréquent et le moins désavantageux, on ne manque heureusement ni du temps nécessaire pour agir, ni des moyens propres à assurer le succès. Tout le danger, nous le répétons à dessein, gît dans la sécurité trompeuse qu'inspire habituellement alors l'absence de tout malaise jointe à la persistance de l'appétit. Mis en garde contre ces dérangemens précurseurs, on les combattra tout aussitôt par la diète plus ou moins absolue, par l'emploi de petits lavemens opiacés, par l'usage de quelque boisson délayante, par des cataplasmes appliqués chauds sur le ventre, par le repos et par le séjour à la chambre ou même au lit. C'est ainsi qu'en quelques heures on tarira la source d'une terrible maladie.

Plusieurs médecins ont rencontré, soit pendant la maladie, soit après la mort, des vers intestinaux chez les cholériques. Il en est même au moins un, M. Grot, de Moscou, qui attribue à ces parasites un rôle évidemment exagéré dans la production du choléra. Le fait incontestable, c'est que la présence des vers, par l'irritation qu'ils produisent dans le tube digestif, et plus encore par le traitement intempestif qu'on leur oppose trop souvent, constitue une prédisposition réelle à cette maladie. Le problème consiste alors à détruire les vers, sans surexciter l'intestin, et sans provoquer une diarrhée dangereuse. On s'abstiendra s'il se peut des purgatifs et surtout des drastiques, pour donner la préférence aux anthelmintiques spécifiques, comme l'absinthe, la racine de fougère mâle, le semencontra. Si ces moyens échouent, et que des moyens énergiques soient indispensables, on n'y aura recours que d'après les avis d'un homme de l'art, et on en surveillera les effets jusqu'au bout.

La diète a pour effet d'épargner momentanément tout travail aux organes souffrans, et de n'introduire dans l'économie aucun élément susceptible d'entretenir la diarrhée. Il vaut donc mieux l'exagérer que de l'omettre ; il ne s'agit d'ailleurs que de privations fort courtes, puisque ordinairement un jour ou deux suffisent au rétablissement de la santé. Si l'estomac, resté sain, manifeste quelque besoin, on y pourvoit aisément en prenant de temps à autre une tasse de bouillon léger, ou même une très petite panade passée et réduite en bouillie. De l'eau de gomme chaude ou froide, une infusion légère de fleurs de tilleul ou d'oranger constituent le traitement interne bien simple et bien facile, comme on voit.

Dès que la diarrhée a cessé, le régime devient moins sévère : on prend successivement des potages, du poisson, de la viande blanche, en ayant soin de surveiller les digestions pendant plusieurs jours, après lesquels on rentre tout à fait dans ses habitudes. Si l'on manquait de prudence et qu'on se livrât trop tôt à une intempérence relative, on s'exposerait au danger d'un rechute presque toujours funeste en pareil cas. Je me rappelle un de mes voisins, qui remis à peine d'une première atteinte de choléra, voulut, en 1832, fêter à table avec ses amis, son heureuse convalescence. Il succomba rapidement à la suite de ce repas intempestif.

Les lavemens seront peu copieux, administrés deux ou trois fois par jour, après les évacuations, et conservés, s'il se peut, ou renouvelès immédiatement après leur expulsion. Une simple solution d'amidon, la décoction d'une tête de pavot dans un litre d'eau, l'eau de laitue, ou tout autre véhicule auquel on ajoute suivant les âges, de deux à vingt gouttes de laudanum de Sydenham (le laudanum de Rousseau est trois fois plus chargé d'opium) ; telles sont les préparations les plus efficaces à employer en lavemens.

Les cataplasmes se préparent avec les farines de lin, de froment, de seigle ; le riz, la semoule, la mie de pain, etc., qu'on délaie ou qu'on fait cuire dans de l'au simple ou dans la décoction de racine de guimauve. Les feuilles de mauve, de morelle, de ciguë cuites et chaudes, peuvent remplacer efficacement les cataplasmes, mais elles doivent être renouvelées plus souvent, parce qu'elles conservent moins la chaleur. Ceux-ci seront toujours mis à nu, ou seulement couverts d'une étoffe mince et claire telle que la gaze.

Nous n'avons pas besoin d'insister sur les avantages du repos, et sur l'obligation d'éviter toute occasion de refroidissement et d'humidité.

Si l'ensemble du traitement que nous indiquons tardait à produire son effet, on appliquerait à l'anus un nombre de sangsues proporonné à l'âge et à la force du patient, et l'on insisterait de plus en plus sur la diète et sur l'emploi des autres agens thérapeutiques. On en viendrait tout d'abord à ce parti sévère, pour peu que les accidens primitifs offrissent d'intensité, nonobstant toutefois l'appel fait au médecin dont la présence toujours utile est dès lors indispensable.

Il est sans doute quelques-uns des nombreux procédés préconisés par le charlatanisme ou l'engoûment des inventeurs, qu'on peut employer indifféremment contre la cholérine ; au moins faut-il cependant qu'ils ne contrarient en rien les résultats que se propose le traitement rationnel, et qu'ils n'inspirent pas aux malades une confiance exclusive. Nous nous dispenserons de les mentionner ici, nous bornant à déclarer avec tous les véritables médecins, qu'aucun spécifique n'a de vertu contre le choléra, lequel semblable en cela à la plupart des maladies, requiert l'usage de remèdes appropriés à chaque forme qu'il revet, ainsi qu'à l'âge, au sexe, au tempérament, et même aux localités diverses qu'il atteint. Prenons pour exemple une méthode curative employée par quelques médecins du Nord de l'Europe, et qui paraît avoir eu du succès entre leurs mains. Elle consiste dans l'administration tantôt de l'ipécacuanha, tantôt du calomel, aux personnes affectées de la cholérine. Cette médication tend à substituer à l'irritation épidémique une irritation artificielle et des sécrétions bilieuses qui cesseront, on l'espère du moins, dès qu'on cessera de les provoquer. Cela peut réussir quelquefois, le plus souvent même, si l'on veut, dans des contrées où l'irritabilité, notamment celle des voies digestives, est moins vive que parmi nous. Mais est-on toujours bien sûr d'opérer ainsi, non un surcroît, mais une simple modification de l'irritation primitive? Et ne serait-on pas coupable de se livrer à de pareilles expériences quand on peut arriver au but par des moyens moins dangereux?

Nous avons vu que la diarrhée est quelquefois précédée, soit de vomissemens accompagnés d'un cortége de symptômes qui ne laissent aucun doute sur leur nature, soit d'accidens cérébraux tellement insolites et violents qu'il n'est pas difficile d'y reconnaître une invasion brusque et formelle du choléra. Dans ces deux cas, le traitement indiqué ci-dessus doit être modifié en ce sens que les lavemens sont moins nécessaires et qu'ils ne doivent contenir aucune substance narcotique. On exclura donc le laudanum et le pavot.

La gomme et les boissons chaudes seront remplacées par l'eau froide prise à très petites gorgées, et mieux encore par la glace, dont on avalera de temps en temps de menus fragmens. Rien n'est plus efficace contre le vomissement; et d'ailleurs, l'ingestion de liquides quelconques ne ferait que fournir de nouveaux matériaux aux évacuations déjà si fréquentes et si copieuses. Des cataplasmes seront appliqués sur la région de l'estomac; la diète sera complète et le repos absolu.

La forme cérébrale, au début, réclame en outre l'application de sinapismes promenés tout le long des membres inférieurs, jusqu'à ce que le mieux s'en suive ou jusqu'à l'arrivée de l'homme de l'art qu'on ne néglige guère d'appeler aussitôt, et qui seul est apte à prescrire la saignée, les vésicatoires ou d'autres moyens énergiques en dehors des limites que nous nous sommes tracées.

Mais ces limites, toutes restreintes qu'elles soient, pouvons-nous du moins nous flatter de les avoir utilement, complétement remplies? N'y avons-nous laissé ni lacunes importantes ni points obscurs? Afin de nous en rendre compte, résumons-nous brièvement, nous réparerons ensuite les oublis que nous aurions pu faire dans ce rapide aperçu, qui, suivant nos intentions, doit contenir toutes les notions à la portée des personnes étrangères à l'art de guérir.

Après quelques généralités sur l'épidémie actuelle, sur son origine, sa marche, ses points de contact et de dissemblance avec le choléra de 1832, sa nature non contagieuse, relativement bénigne, ainsi que sur les prédispositions et les circonstances de toute sorte qui en diminuent ou en augmentent les chances de mortalité, nous avons indiqué successivement avec les détails nécessaires : 1° la conduite à suivre et les règles hygiéniques à observer pour se préserver de l'épidémie; 2° les différens groupes de symptômes que présente la maladie à son début et ses traits caractéristiques, de manière à la rendre reconnaissable à la première vue; 3° enfin les moyens palliatifs ou curatifs à mettre en œuvre en attendant les secours de la médecine, qui sans cela pourraient être souvent tardifs.

Peut-être nous reste-t-il à formuler quelques simples préceptes sur les accidens parfois très graves et très rapides qui surviennent dans le cours même du choléra-morbus et sur les remèdes à leur opposer entre deux visites du médecin. Supposons, en effet, qu'un malade ayant négligé les premiers soins ou se trouvant frappé tout d'abord d'un choléra prononcé, soit pris de quelqu'un de ces phénomènes morbides effrayans que le médecin ne peut toujours prévoir et qu'il est rarement en mesure de conjurer aussitôt dans ces temps de grandes préoccupations. Que feront les assistans? Attendront-ils patiemment l'homme de l'art? Le poursuivront-ils dans sa course rapide au milieu de notre immense cité? Mais le mal presse, mais le patient s'agite et se plaint! Mais, ne fût-ce que pour rassurer son esprit, force est d'improviser quelque moyen de soulagement. Fort bien. Mais le zèle et l'affection ne sauraient tenir lieu de connaissances pratiques. Et si, voulant bien faire, on augmentait le mal! Que de regrets, que de remords!

Revenons donc un instant sur les principaux phénomènes dont

l'ensemble ou la succession constituent le choléra-morbus épidémique, et mettons en regard les premiers secours indiqués par la science contre chacun de ces accidens; puis enfin, en résumant pour ainsi dire la substance de ce qui précède nous obtiendrons un *vade mecum*, ou guide pratique facile à consulter dans les cas pressans et périlleux.

### *Récapitulation des symptômes du choléra-morbus et des moyens d'y remédier.*

*Choléra commençant, cholérine.* — Irritabilité des voies digestives, manifestée par la diminution de l'appétit, la soif, des maux d'estomac, de légères coliques, une langue sèche et pâteuse, des bâillemens, etc. — Réduction et choix des alimens; surveillance de soi pendant plusieurs jours; bains chauds.

Diarrhée, coliques, gargouillemens avec ou sans appétit. — Diète sévère et prolongée suffisamment, boissons gommeuses, cataplasmes, petits lavemens à l'amidon, au laudanum; sangsues à l'anus.

Gastricité, nausées, vomissement de matières quelconques, crampes d'estomac, altération extrême. — Diète absolue, eau fraîche à petites gorgées, glace, cataplasmes chauds arrosés de laudanum, sangsues au creux de l'estomac, bains tièdes.

Congestion cérébrale. Yeux rouges et gonflés, visage turgescent, coloré; maux de tête, étourdissement, perte de connaissance. — Sinapismes aux pieds et aux jambes; eau fraîche sur la tête, au front et aux tempes; sangsues à l'anus ou derrière les oreilles; saignée du bras ou du pied chez les individus sanguins, vigoureux ou sujets aux congestions du cerveau.

*Choléra confirmé.* — Faiblesse musculaire extrême; accablement excessif. — Repos absolu du malade; ne lui imprimer aucun mouvement qui ne soit indispensable. Tête basse au niveau du corps; infusions légères de tilleul, de camomille ou de fleur d'oranger. Quelques gouttes d'éther, une ou deux gouttes d'huile essentielle de menthe sur un morceau de sucre étendu d'eau.

Crampes, raideur convulsive. — Mêmes moyens que ci-dessus : potions antispasmodiques additionnées d'un peu de sirop de morphine ou diacode, ou bien encore de quelques gouttes de laudanum. Galvanisme, massage des membres, frictions avec un liniment calmant (baume tranquille, huile de camomille camphrée et laudanum). Permettre au malade les mouvemens partiels auxquels il veut se livrer : ne le gêner ni dans son agitation, ni dans l'expression de ses souffrances, ni dans la position qui lui semble la meilleure.

Algidité, refroidissement général de la peau, de la langue, de l'haleine.—Frictions sèches avec la flanelle ou la brosse; stimulantes avec les alcoolats de Cologne, de mélisse, etc., sans découvrir ni refroidir le malade. Sinapismes promenés sur toute la surface du corps; sachets de son, de grès, de cendre bien chauffés, briques chaudes, chaux vive enveloppée d'abord de linge mouillé, puis, par dessus, de linges secs, et appliquée aux deux côtés du malade; fumigations, bains et douches de vapeur; appareil de Duval (lampes à l'esprit de vin placées sous les couvertures du lit).

A l'intérieur, boissons chaudes, aromatiques, potions stimulantes, éther, essence de menthe, punch très léger, si rien ne contre-indique l'emploi de ces médicamens. Au contraire, glace et boissons rafraîchissantes lorsqu'elles sont appetées, etc.

Cyanose, lividité, asphyxie, absence du pouls. Mêmes agens extérieurs que ci-dessus, et plus énergiques encore : Ventouses, vésicatoires à l'épigastre, ustion avec le linge imbibé d'alcool, etc. Intérieurement, stimulans diffusibles, camomille, éther, menthe, acétate d'ammoniaque, etc.

Délire, convulsions, congestion cérébrale consécutive. — Sinapismes, application d'eau fraîche et vinaigrée sur le crâne; sangsues aux oreilles; vésicatoires aux jambes.

Ici finit notre tâche; en l'accomplissant, nous n'avons eu nullement la prétention de faire du nouveau, bien au contraire. Notre mission inspirée par le seul désir d'être utile, et dégagée de toute nuance d'amour-propre, consistait simplement àmettre à la portée de tout le monde les résultats de l'expérience des médecins les plus distingués de tous les temps, de tous les pays. C'est ce à quoi nous avons appliqué nos efforts. Par contre, nous avons dû rejeter impitoyablement les procédés douteux, les systèmes empiriques, les idées purement spéculatives, les inventions plus ou moins étranges présentées par leurs auteurs comme autant de spécifiques merveilleux, indubitables. Notre mérite, si l'on voulait bien nous en accorder un, serait précisément de dissiper le chaos enfanté par tant d'opinions contradictoires et absolues sur un sujet qui ne comporte aucune obscurité. Les avis que nous avons formulés, tout médecin instruit, ayant eu l'occasion d'observer le choléra, les donnera comme nous à ses malades, car la médecine est une science d'observation pratique et rationnelle, aussi positive, aussi incontestable qu'aucune autre, et nous ne craignons pas de dire que le choléra-morbus est une des maladies aujourd'hui les mieux observées, les plus approfondies, les plus aptes à démontrer la puissance et les bienfaits de l'art médical.

*Voir le Siècle du 7 Juin 1849.*

Imprimerie LANGE LÉVY et Cᵉ, rue du Croissant, 16, hôtel Colbert.

www.ingramcontent.com/pod-product-compliance
Ingram Content Group UK Ltd.
Pitfield, Milton Keynes, MK11 3LW, UK
UKHW021201230726
13926UKWH00001B/237

9 782016 157626